MÉMOIRE

SUR UN TRAITEMENT NOUVEAU

DE LA

COUPEROSE

ET SA GUÉRISON,

Par le Dʳ SELLIER,

ANCIEN MÉDECIN DES HÔPITAUX ET DES ÉTABLISSEMENTS DE BIENFAISANCE DE LA VILLE DE PARIS, MEMBRE DE PLUSIEURS SOCIÉTÉS MÉDICALES, ETC., ETC.

(Lu à l'Académie des Sciences, dans la séance du 23 mars 1857).

EXTRAIT DU MONITEUR DES HOPITAUX.

PARIS

AU BUREAU DU MONITEUR DES HOPITAUX,
rue Garancière, nº 5.

1857

MÉMOIRE

sur un traitement nouveau

DE LA COUPEROSE

ET SA GUÉRISON.

————o❂o————

Un mémoire sur la couperose a été mis sous les yeux de l'Académie, dans la séance du 1ᵉʳ décembre 1851 ; ce mémoire a été, depuis, renvoyé à la Commission des prix Montyon ; M. le Secrétaire perpétuel de l'Académie a pris la peine de nous en instruire par sa lettre du 6 mai 1852.

Depuis cette époque, je me suis occupé à part du traitement de cette maladie ; j'ai obtenu un grand nombre de guérisons complètes, même chez des personnes d'un âge avancé ; j'ai été assez favorisé pour rencontrer et guérir un cas de la nouvelle espèce signalée par MM. les docteurs Huguier et Bazin (l'acné varioliforme) ; j'ai obtenu également la guérison de diverses complications graves qui étaient concomitantes des acnés, telles que goîtres, adénites cervicales, etc., etc.

Je demande la permission à l'Académie de lui présenter plusieurs de mes nouvelles observations, ayant fait choix de celles qui m'ont paru offrir le plus d'intérêt, et des malades qui m'ont été adressés par d'honorables confrères. Je citerai seulement ici les noms de Petit, médecin des eaux de Vichy ; de MM. les docteurs Bousquet, directeur du service de la vaccine (Académie de Médecine) ; Caffe, ancien chef de clinique à l'Hôtel-Dieu ; Ferdinand Martin, chirurgien de la Maison impériale de la Légion d'honneur ; Baqné de la Villette. — M. le docteur X...., dont les travaux ont été couronnés par l'Académie, a bien voulu également me confier son fils.

Je ne reproduirai pas, dans ce mémoire, tout ce qui a été décrit dans celui qui a été présenté à l'Académie, dans la séance du 1er décembre 1851.

Je ne ferai pas à nouveau la description des variétés de l'acné, je ne parlerai ni des phénomènes qui se manifestent, ni de la marche de cette maladie, ni des accidents qui surviennent, ni des altérations qu'on observe ; je le répète, tout cela a été lu dans le mémoire de 1851. Je dirai seulement que les diverses espèces de couperoses, *acne rosacea, indurata, punctata*, varioliforme, etc., ne sont plus incurables, contrairement à l'opinion des dermatologues des temps anciens et modernes, principalement de Celse, qui regardait comme une chose ridicule de prétendre à guérir la couperose. A Rome, on donnait le nom de *varus* à cette affection, qui est toujours restée incurable pour tous les hommes de l'art ; aussi les personnes qui avaient le malheur d'en être atteintes ne pouvaient-elles contracter des alliances ; elles étaient repoussées par les familles comme ayant une maladie honteuse, on les fuyait même. Un cas de guérison par l'application de vésicatoires sur la face est, toutefois, cité par Ambroise Paré. Malgré l'autorité de ce grand chirurgien, il est douteux que cette guérison ait été ainsi obtenue. La disparition des accidents a peut-être eu lieu momentanément, comme cela est arrivé tant de fois, sous l'influence des divers traitements employés jusqu'à ce jour, mais la maladie se sera sans nul doute reproduite. La relation exacte de ce cas, et la description de l'observation manquant, était-ce bien la couperose ? Et puis, Ambroise Paré ne dit pas s'il a revu plus tard sa malade, s'il a pu constater la persistance de la guérison. Je n'ai pas trouvé dans les ouvrages d'Alibert une seule guérison bien constatée ; il cautérisait avec le nitrate d'argent fondu ; il n'était pas plus heureux avec les préparations sulfureuses et hydrargiriques. J'ai eu occasion de soigner et de guérir deux malades qui avaient vainement reçu les soins de cet illustre médecin ; chez l'une, il avait obtenu la disparition temporaire des accidents, il l'avait crue guérie, mais six mois plus tard elle était revenue avec plus d'intensité qu'avant.

Le traitement nouveau ne comporte aucun inconvénient. L'iodure de chlorure mercureux de M. Boutigny (d'Évreux), préparé par lui-même avec les modifications importantes apportées à son *modus faciendi*, est un agent chimique d'une grande puissance sur l'économie, et actuellement d'une régularité constante dans son action (ce qui est loin d'être obtenu avec le composé primitif) : au lieu de répercuter, il a la propriété d'appeler à l'extérieur les fluides morbides ; jusqu'à ce jour je n'ai pas constaté une seule récidive chez les malades guéris depuis plusieurs années, et je n'ai pas encore rencontré un cas rebelle à l'action de ce médicament.

Loin d'altérer le tissu cutané, l'iodure de chlorure mercureux lui rend, au contraire, le poli et la souplesse de l'état sain. Les veinules variqueuses de la face perdent de leur volume, de leur capacité, et reviennent peu à peu à leur état primitif, les altérations diverses survenues dans les organes et les fonctions disparaissent, et les malades recouvrent une santé parfaite. Tous les accidents cèdent toujours dans l'espace de deux à six mois.

La médication est tout à la fois externe et interne. Je fais trois jours de suite une friction avec le topique sur la face, et je prescris une, deux, trois, quatre pilules par jour, suivant la gravité de la maladie ; j'y joins une boisson dépurative, et de temps en temps un purgatif.

La friction étant faite, une heure, ou souvent deux heures après l'absorption du médicament, il détermine une stimulation qui produit une vive animation de la peau, l'accélération de la circulation capillaire, l'augmentation de la chaleur, un mouve-

ment fébrile ; il s'échappe alors des pustules et des parties rouges
de la face, tantôt de la sérosité jaunâtre, tantôt une matière plus
épaisse qui se dessèche au contact de l'air et qui se détache au
bout de quelques jours, tantôt un ichor qui se convertit en pous-
sière d'un blanc grisâtre, tantôt une exsudation qui forme bientôt des écailles qui sont imbriquées les unes sur les autres ;
après la chute des croûtes ou de ces sortes d'écailles, on cons-
tate moins de rougeur à la peau, une surface moins rugueuse,
moins d'induration dans les pustules et moins de volume. Lorsque tout est détergé, je recommence de nouvelles applications
qui reproduisent de nouvelles poussées, et c'est seulement lorsque sous l'influence des frictions il ne sort plus rien, que je suis
certain que tout principe morbide a été expulsé de l'économie ;
alors, il ne reste plus aucune trace de la maladie hideuse qui a
été combattue.

A la fin du traitement, quand la stimulation est trop vive,
l'excrétion du produit morbide se faisant facilement, je diminue
la dose de l'agent chimique, je l'étends légèrement sur la figure,
je ne frictionne plus, j'incorpore 50 centigrammes d'iodure de
chlorure mercureux dans 60 grammes d'axonge.

Au contraire, lorsque les poussées se font lentement et difficilement, je porte la dose du médicament à 1 gramme 50 centigrammes pour 60 grammes d'axonge, au lieu de 75 centigrammes
pour 60 grammes d'axonge, dose indiquée dans le premier mémoire), je prescris en même temps quatre pilules au lieu d'une
par jour et je rapproche les purgatifs. (Les pilules contiennent
chacune un quinzième de sel.)

L'expérience m'a également démontré qu'il est nécessaire de
laisser reposer certains malades pendant huit, quinze jours,
souvent plus longtemps, avant de recommencer le traitement
externe ; je me contente alors de prescrire les pilules et les dé-
puratifs comme auxiliaires.

Je dois signaler encore que la couperose érythémateuse, avec
rougeurs violacées de la face et dilatation des veinules sous-

cutanées, résiste plus lôngtemps à l'action de l'iodure de chlorure mercureux que les autres espèces de couperoses.

Obs. I. — *Couperose pustuleuse.* — *Rougeurs violacées de la face.* — *Etourdissements.* — *Oppressions.* — *Mauvaises digestions.* — *Guérison.*

Mme Defert (de Vernon), sœur de M. Barbet Massin, chef d'une des plus grandes institutions de Paris, âgée de 47 ans, d'un tempérament lymphatico-sanguin, est venue me consulter et me demander de la débarrasser d'une couperose qui la faisait constamment souffrir. Elle a fait l'historique de sa maladie, elle-même, en ces termes :

« A l'âge de 20 ans, à la sortie d'un bal, j'ai éprouvé un très-grand refroidissement qui a dérangé considérablement ma santé ; mes joues, mon nez, mon menton se couvraient parfois de rougeurs violacées et de boutons qui finissaient par suppurer, qui étaient très-désagréables à voir, et plus fréquents, plus apparents en hiver que dans les autres saisons ; ces rougeurs m'occasionnaient des démangeaisons et de la cuisson ; j'éprouvais fréquemment des malaises que je ne pouvais expliquer, puis des oppressions, des étourdissements ; je ne pouvais ni me baisser, ni courir, mes digestions se faisaient très-mal, ma santé était déplorable. J'ai consulté sans résultat plusieurs médecins ; ils m'ont prescrit d'abord des rafraîchissants, puis des purgations fréquentes, des bains, des saignées. J'ai porté pendant deux ans un cautère au bras. Tous m'ont dit que j'étais incurable.

« La maladie s'aggravant d'une manière désespérante, ma sœur, Mme Barbet-Massin, ayant entendu parler des guérisons qui étaient obtenues par un traitement nouveau, m'a engagée à venir à Paris pour m'y soumettre ; je suis bien heureuse d'avoir pris cette résolution ; j'ai commencé à recevoir des soins le 24 juin 1853, et je rentrais chez moi, à Vernon, le 8 août suivant, entièrement guérie. J'ai recouvré une santé parfaite, et bien que les médecins qui m'ont soignée dans le principe, pour cette maladie, m'aient répété à mon retour que dans quelques mois tous les accidents reparaîtraient, nous voilà en 1857, il ne m'est revenu, depuis ma guérison, ni une rougeur, ni un bouton. »

Cette cure est une de celles qui ont été le plus promptement obtenues.

A chaque application de l'iodure de chlorure mercureux, une abondante sérosité jaunâtre sortait des rougeurs violacées de la face, les pustules s'ouvraient pour laisser s'échapper une matière plus dense, d'un blanc jaunâtre également ; une croûte assez épaisse se formait promptement par la dessiccation et se détachait au bout de quelques jours. Chaque semaine, la malade fut soumise trois jours de suite aux frictions ; les résultats obtenus ont été constamment les mêmes ; la base des pustules s'affaissait notablement après chaque poussée, et les rougeurs violacées s'effaçaient peu à peu ; la disparition de tous les accidents a eu lieu après quelques semaines de traitement, et la guérison est devenue complète. J'ai joint à la médication externe une pilule chaque jour, une boisson amère et quelques purgatifs.

Obs. II. — *Couperose érythémateuse, pustuleuse. — Perte de sang par les pustules de la face, tous les mois pendant huit jours. — Douleurs d'estomac, digestions difficiles, insomnies. — Retour des menstrues par les voies ordinaires. — Guérison.*

Mlle Toutain, âgée de 35 ans, d'un tempérament sanguin, primitivement d'une robuste constitution, a vu sa santé s'altérer gravement, après avoir pris un bain froid ayant ses règles, qui dès ce moment disparurent complétement. Bientôt son teint prit de l'animation, des rougeurs brunes se développèrent sur toute la face, puis des pustules à base très-large apparurent en très-grand nombre sur le front, le nez, les joues et le menton. Le mois suivant, à l'époque correspondante à la disparition des règles, les pustules prirent une couleur d'un rouge très-vif, devinrent plus volumineuses, s'ouvrirent et laissèrent s'échapper du sang pendant huit jours environ, au lieu de sérosité. Au bout de ce temps, cette espèce d'hémorrhagie s'arrêta, les pustules perdirent un peu de leur volume et reprirent leur aspect primitif ; l'érythème de la face persista. Les mois qui suivirent, les mêmes phénomènes se manifestèrent ; l'état général de la santé de Mlle Toutain était toujours mauvais. Ses digestions étaient laborieuses ; elle vomissait souvent ; elle avait de fréquentes insomnies.

Lorsqu'elle fut soumise à l'action du médicament, il survint une excitation générale de toutes les parties affectées, puis il sortit des pustules une quantité énorme de matière séreuse, d'une couleur brune, qui devint dure par la dessiccation et que le contact de l'air fit se détacher promptement ; un mois après avoir commencé le traitement, l'écoulement périodique du sang par les pustules de la face fut moins abondant et dura moins. Ce premier résultat obtenu, je continuai le traitement ; les frictions, faites trois fois par semaine, produisirent constamment la sortie abondante d'une matière brune, tantôt claire, tantôt épaisse ; chaque mois, l'écoulement du sang par les voies anormales diminua de quantité. La position dépendante de Mlle Toutain l'a forcée à des interruptions du traitement ; elle a cependant été assez heureuse pour obtenir la guérison de son affreuse maladie, après dix mois de soins ; les pustules et les rougeurs de la face ont complétement disparu, la menstruation est revenue à l'état normal par les voies ordinaires. Les fonctions digestives se sont parfaitement rétablies ; les insomnies ont cessé ; la santé est aujourd'hui excellente. J'ai prescrit quatre pilules par jour, une tisane dépurative et des purgatifs.

La guérison date de dix-huit mois.

Cette malade m'a été adressée par M. le docteur Baqué, de La Villette.

Obs. III. — *Couperose varioliforme.* — *Erythème de la face.* — *Abondante suppuration des pustules tous les mois.* — *Troubles des facultés intellectuelles.* — *Fièvre.* — *Douleurs dans les membres.* — *Maigreur générale.* — *Guérison.*

Mme Frappier de Néris, d'un tempérament nerveux, âgée de 45 ans, a éprouvé de grands chagrins après son mariage. Il y a dix ans, elle vit apparaître sur son visage une rougeur très-vive, puis un peu plus tard se développer sur son front, ses joues, son nez et son menton, une énorme quantité de pustules de forme arrondie, élevées et déprimées à leur centre comme les boutons varioliques. Un fait remarquable, c'est que ces pustules varioliformes, tous les mois s'enflammaient, se gonflaient et finissaient par s'ouvrir pour laisser s'échapper une matière purulente blanchâtre ; pendant que ces phénomènes s'accomplissaient, la malade avait de la fièvre, des douleurs dans tous les membres et un trouble extraordinaire des facultés intellectuelles ; les pustules s'affaissaient et guérissaient ; mais bientôt d'autres se reproduisaient de nouveau et suivaient la même marche, le même mode de terminaison, toujours avec la perturbation des fonctions de l'intelligence, avec de la fièvre et des douleurs dans tous les membres. L'application externe du médicament, à une dose élevée, 1 gr. 5o centigr., et quatre pilules prises par jour, ont déterminé promptement l'ouverture des pustules et la sortie d'une énorme quantité de matière purulente épaisse, d'une couleur blanchâtre, qui forma sur toute la face une croûte qui fut longue à se détacher.

A chaque application de l'iodure de chlorure mercureux, la quantité des pustules diminua, la matière excrétée fut moins abondante. L'érythème de la face devint moins vif, bientôt l'intelligence cessa d'être troublée, les douleurs disparurent.

Après cinq mois de traitement, les pustules s'effacèrent complétement, la peau redevint unie, naturelle, et la santé parfaite. La malade dut prendre, outre les quatre pilules par jour, des amers et des purgatifs répétés.

Cette guérison date de trois ans.

Mme Frappier m'a été adressée par le docteur Petit, médecin des bains de Vichy.

OBS. IV. — *Couperose érythémateuse, pustuleuse, variole confluente, accompagnée d'accidents graves. — Persistance de la couperose. — Migraines. — Guérison.*

M. Brossier, fabricant de lampes et de lustres, rue Saint-Honoré, n° 422, est d'un tempérament lymphatico-sanguin, et âgé de 47 ans. Il a été atteint, pendant deux ans, d'une multitude de furoncles sous les branches de la mâchoire inférieure; plus tard, en 1844, à la suite d'une vive contrariété, il vit apparaître, sur diverses parties de la face, une grande quantité de petits boutons de forme acuminée, qui arrivaient à donner de la suppuration, guérissaient pour faire place à d'autres qui suivaient la même marche, la même terminaison ; peu à peu, une vive rougeur, d'une teinte violacée, couvrit toute la figure. Il ne pouvait plus rester près du feu ni dans les lieux où il faisait très-chaud, sans souffrir ; il fut pris de migraines fréquentes.

En 1852, il fut atteint d'une variole confluente à laquelle il a failli succomber; une suppuration abondante eut lieu, avec fièvre intense et délire pendant plusieurs jours ; il guérit enfin de cette grave maladie. Il crut, et M. le docteur Dezanches, son médecin, le crut aussi, que la couperose disparaîtrait par le fait de la suppuration des boutons varioliques ; il n'en fut rien, l'affection reparut avec une nouvelle intensité, la rougeur violacée couvrit de nouveau toute la figure, et les pustules revinrent plus nombreuses qu'auparavant. M. Brossier apprit alors que je guérissais les malades atteints de couperose par un traitement nouveau ; il vint se confier à mes soins à la fin de 1855. Je le soumis à l'application de l'iodure de chlorure mercureux. Dès la première semaine, le médicament produisit une excitation très-vive dans les pustules ; bientôt il en sortit une quantité énorme de matière jaunâtre, consistante, qui forma une croûte épaisse sur toute la face ; par le contact de l'air, la dessiccation arriva promptement, et huit jours après, la croûte se détacha entièrement.

Les frictions suivantes ont amené les mêmes résultats ; seulement, les poussées ayant été très-abondantes, les croûtes, devenues très-épaisses, sont tombées moins promptemeut ; j'ai dû, dans ce cas, ne reprendre le traitement externe que tous les quinze jours.

Après cinq mois de soins, M. Brossier a été complétement guéri ; les pustules, les rougeurs violacées de la face, les migraines ont disparu. Sa santé est aujourd'hui excellente. J'ai ajouté à la médication externe deux pilules par jour, des boissons dépuratives et quelques purgatifs.

Obs. V. — *Couperose pustuleuse.* — *Rougeur violacée de la face.* — *Pustules à base large, indurées.* — *Affaiblissement de la vue.* — *Douleurs d'estomac, digestions difficiles.* — *Tumeur du volume d'une petite noix dans l'épaisseur de la paupière inférieure, du côté gauche.* — *Guérison.*

Mme Jumel, rue d'Argenteuil, n° 35, âgée de 5o ans, d'un tempérament lymphatico-sanguin, m'a été envoyée, le 21 mars 1852, par M. le docteur Ferdinand Martin, chirurgien de la Maison impériale de la Légion d'honneur, pour la soigner d'une couperose dont elle commença à être atteinte dès l'âge de 2o ans, et qui prit de l'aggravation par suite d'une chute qui la retint au lit pendant deux ans. Sous l'influence de cette maladie, ses digestions devinrent très-pénibles, des douleurs d'estomac se firent sentir après chaque repas ; sa vue s'affaiblit tellement qu'elle se trouva bientôt dans l'impossibilité de lire.

Sa figure était couverte de pustules à base large, indurées, et de plaques rouges d'une teinte violacée; de temps en temps, ces pustules s'animaient et finissaient par s'ouvrir pour laisser s'échapper une abondante matière purulo-sanguinolente. Elle avait en vain subi une foule de médications.

Je la soumis au traitement par l'iodure de chlorure mercureux ; il sortit tout d'abord par les pustules une telle abondance de matière purulente d'un gris jaunâtre, que vers le cinquième jour, la face fut toute couverte d'une couche très-épaisse ; la dessiccation eut lieu promptement par le contact de l'air, et quelques jours après, les croûtes qui s'étaient formées se détachèrent. Je pus alors déjà voir que les pustules avaient moins de volume et la face moins de rougeur violacée. Je dus laisser reposer la malade pendant douze jours, puis je recommençai le traitement ; cette fois, j'obtins encore une grande quantité de matière purulente. Je continuai de temps en temps les applications du médicament ; les poussées devinrent successivement moins abondantes, les pustules se ramollirent peu à peu, se détergèrent, s'affaissèrent et disparurent en grande partie. Je pus dès lors constater une grande amélioration dans la santé de la malade : ses digestions se firent mieux, les douleurs d'estomac devinrent plus rares. Après cinq mois de traitement, la maladie céda complétement, les fonctions digestives se rétablirent parfaitement, la vue revint dans son état-normal, les pustules et les rougeurs violacées disparurent, et le visage reprit son type primitif; la résolution de la tumeur de la paupière s'était opérée sous l'influence des frictions. J'avais prescrit également une pilule matin et soir, une boisson dépurative et quelques purgatifs.

Cette guérison date de cinq ans.

Obs. VI. — *Couperose érythémateuse.* — *Petites pustules d'un rouge vif et nombreuses.* — *Goître.* — *Guérison.*

Mme Beugnet, de Meaux en Brie, d'une belle constitution, âgée de 3o ans, eut le malheur de perdre sa mère qu'elle affectionnait vivement, à une époque où elle aurait eu grand besoin de son appui. Elle en ressentit un violent chagrin ; cette mort amena un grand changement dans sa position et fut le commencement de peines inouies.

Sa santé s'altéra peu à peu, ses digestions devinrent difficiles, la menstruation irrégulière ; elle fut en même temps affectée d'un goître qui arriva promptement à un volume énorme. Bientôt elle vit apparaître sur son visage, primitivement beau, un nombre considérable de pustules peu volumineuses, d'un rouge vif, qui la faisaient souffrir lorsqu'elle s'approchait du feu, lorsqu'elle avait pris ses repas et lorsqu'elle se trouvait dans des lieux où il y avait beaucoup de monde. Désolée de cette triste position, elle vint réclamer mes soins.

Le médicament appliqué sur les pustules produisit promptement une vive excitation, et amena la sortie d'une sérosité jaunâtre, abondante et visqueuse, qui, par la dessiccation, détermina des croûtes luisantes comme des écailles de poisson. Quelques jours plus tard, elles se détachèrent très-facilement. Le goître fut attaqué en même temps par des frictions avec le même agent chimique, et peu à peu je le vis diminuer de volume.

Je continuai pendant plusieurs semaines les applications et les frictions, j'obtins constamment les mêmes résultats, et après trois mois de ce traitement, les pustules et l'érythème avaient disparu, la peau de la figure était redevenue blanche et unie, j'avais obtenu la résolution complète du goître, le rétablissement des fonctions digestives et la régularité de la menstruation.

Mme Beugnet est devenue mère depuis ce traitement, et nul retour des accidents combattus si victorieusement n'a eu lieu.

J'avais joint à la médication externe quatre pilules par jour, des amers et des purgatifs deux fois par mois.

Cette guérison date de cinq ans et demi.

Obs. VII. — *Couperose pustuleuse. — Aménorrhée. — Gastralgie. — Goître. — Guérison.*

Mlle B...., rue Lafayette, d'un tempérament nerveux, âgée de 34 ans, habitait, à l'époque des événements de 1848, une maison sur laquelle on tira un grand nombre de coups de fusil; une grêle de balles tomba dans la chambre où elle se trouvait avec son vieux père; sa terreur fut extrême. Dans ce moment elle avait ses règles, elles se supprimèrent de suite. Tout à coup elle vit sa figure s'animer, son cou se gonfler d'une manière remarquable, et la glande thyroïde acquérir un développement extraordinaire. La fièvre survenant, elle prit le lit, les soins qu'elle reçut firent disparaître la fièvre et une partie des accidents, mais les règles ne revinrent plus aux époques

ordinaires, et le développement anormal de la glande thyroïde persista. Bientôt elle vit apparaître, sur toute la face, des pustules à base
large, de couleur violacée, qui arrivaient promptement à suppuration
et qui se reproduisaient constamment ; elle éprouva en même temps
une gastralgie qui la faisait beaucoup souffrir. Elle reçut, pendant
deux ans, des soins qui furent sans aucun résultat pour elle, quoique
traitée par les hommes éminents qui appartiennent à l'hôpital
Saint-Louis. Elle me fut alors présentée par une personne que j'avais
guérie.

Dès les premières frictions, le médicament détermina une excitation prodigieuse qui amena la sortie d'une énorme quantité de matière jaunâtre visqueuse. Comme toujours, il se forma par le contact
de l'air, une croûte qui se détacha quelques jours plus tard ; je pus
ensuite constater déjà une diminution de volume des pustules et de
la couleur rouge violacée. Des frictions furent faites en même temps
sur le goître. J'eus également la satisfaction de voir arriver peu à peu
la résolution.

Après quatre mois de traitement et de poussées successives, les
pustules et les rougeurs de la face ont disparu, la gastralgie a cédé,
les digestions sont devenues parfaites, la menstruation s'est rétablie
et la résolution complète du goître a été obtenue.

Cette guérison date de dix-huit mois.

OBS. VIII. — *Couperose érythémateuse. — Pustules confluentes
suppurant continuellement. — Affaiblissement de la vue. —
Migraines. — Digestions constamment laborieuses. — Adénite
cervicale. — Guérison.*

M. Tallot, ex-sous-chef aux finances, âgé de 36 ans, d'un tempérament lymphatique, a eu, dès son enfance, des glandes à l'entour du
cou, il en a toujours conservé une très-volumineuse ; il a été sujet à
de fréquentes migraines. Le chagrin qu'il éprouva de la mort de ses
parents fut si violent que sa santé en reçut une atteinte profonde. Il y
a dix ans, il vit apparaître sur son visage une rougeur très-vive, principalement sur le nez, les joues et le menton. Bientôt il survint une
multitude de pustules à base large qui suppuraient constamment, et
ne guérissaient que pour faire place à d'autres ; les fonctions de son

estomac se dérangèrent d'abord, les migraines revinrent plus souvent, puis sa vue s'affaiblit tellement qu'il dut donner sa démission de sous-chef aux finances.

Désespéré de cette situation, après avoir vu échouer toutes les médications auxquelles il avait eu recours, il vint se confier à mes soins.

L'application du médicament sur ces parties diversement affectées eut pour résultat de produire une excitation générale qui amena sur les surfaces couperosées l'excrétion d'une énorme quantité de matière séreuse qui forma des croûtes épaisses sur toute la figure ; ces croûtes se détachèrent au bout de quelques jours, comme d'habitude.

Par une répétition méthodique des frictions, le médicament produisit une excitation constante qui détergea les parties affectées, par la sortie d'une matière abondante, toujours jaunâtre, mais un peu plus épaisse. Je constatai promptement une diminution notable dans la rougeur et l'épaisseur du tissu cutané, àinsi que l'affaissement gradué des follicules sébacés engorgés.

J'ai dû employer, cette fois, la pommade contenant 1 gr. 50 cent. d'iodure de chlorure mercureux pour 60 gr. d'axonge. J'ai prescrit 4 pilules par jour, une tisane amère et un purgatif tous les dix jours.

A l'aide de cette médication énergique, j'ai obtenu en trois mois la disparition complète des rougeurs et des pustules. Les migraines ont cessé, la vue est devenue parfaite et l'estomac excellent ; la résolution de l'adénite cervicale a été également obtenue.

M. Tallot jouit aujourd'hui de la santé la plus parfaite ; il est actuellement à la tête de l'importante maison de commerce de vins de MM. Beau, ses parents, à Bercy.

Cette guérison date de trois ans.

Obs. IX. — *Couperose érythémateuse, pustuleuse. — Pustules nombreuses, indurées et à base large. — Épaississement et rugosités de la peau de la face. — Insomnies. — Fréquentes congestions cérébrales. — Guérison.*

M. Lho......., négociant, marchand de draps en gros, rue St-Denis, âgé de 44 ans, d'un tempérament éminemment sanguin, avait contracté, depuis longues années, l'habitude de boire tous les jours une grande quantité d'absinthe; il était sujet à de fréquents emportements, à cause des contrariétés qu'il éprouvait dans son commerce; sa tête était souvent pesante et douloureuse; il avait sans cesse des étoursements qui le faisaient chanceler; il dormait difficilement.

Il y a environ douze ans, il vit apparaître sur sa figure une rougeur violacée qui augmenta peu à peu, et qui finit par l'envahir entièrement. Bientôt il survint sur le front, le nez, les joues et le menton, des pustules à base large et indurées; la peau augmenta d'épaisseur et devint rugueuse partout. De temps en temps, ces pustules s'animèrent, s'ouvrirent, et laissèrent s'échapper un liquide épais et jaunâtre; la guérison s'en opérait, mais elles étaient promptement remplacées par de nouvelles.

M. Lho....... était devenu si hideux, qu'il ne pouvait plus aller nulle part; il était même un objet de répulsion pour les siens. La chaleur des appartements, l'approche du feu, l'incommodaient beaucoup; son caractère devenait de plus en plus violent; il était forcé de se faire saigner de temps en temps. Toutes les médications employées n'avaient pu modifier cet état fâcheux. Ayant entendu parler des guérisons que j'obtenais, il se décida à venir me consulter.

Les premières applications du topique médicamenteux ont produit une sortie abondante de sérosité jaunâtre et visqueuse qui couvrit toute la face; il se forma une croûte épaisse qui présenta l'aspect d'un masque; malgré l'épaisseur de cette croûte, la dessiccation eut lieu par le contact de l'air, et la chute s'en opéra au bout de quelques jours.

Après trois semaines de ce traitement, j'eus la satisfaction de voir la largeur, la dureté et le volume des pustules diminuer.

Chaque semaine, les poussées étaient moins abondantes, la rougeur violacée et l'épaisseur de la peau diminuaient, le malade retrouvait le sommeil, sa tête devenait moins lourde et moins douloureuse.

Les applications successives ont continué à produire une excrétion de moins en moins abondante de la matière morbide; peu à peu les pustules se sont affaissées et ont disparu, la peau est redevenue lisse, et la coloration rouge violacée s'est effacée; tous les autres accidents provenant de la maladie ont cédé complétement dans l'espace de cinq mois.

Aujourd'hui M. Lho....... gouverne sa maison de commerce tranquillement, son caractère n'est plus irascible, il se porte à merveille, son sommeil est parfait.

Cette guérison date de trois ans.

J'ai prescrit 4 pilules par jour, des boissons dépuratives et quelques purgatifs.

OBS. X. — *Couperose pustuleuse. — Pustules larges. — Rougeurs violacées. — Epaississement et rugosités de la peau de la face. — Migraines fréquentes. — Gastralgie. — Palpitations. — Guérison.*

M. D....., négociant-manufacturier à Beauvais, âgé de 40 ans, d'un tempérament lymphatico-nerveux, fut atteint, il y a dix ans, d'un rhumatisme général qui le retint dans son lit pendant trois mois; les souffrances qu'il éprouva et le chagrin qu'il ressentit de ne pouvoir surveiller ses immenses affaires et ses 200 ouvriers furent tels, qu'il eut à cette époque des douleurs de tête atroces; les soins qu'il reçut triomphèrent du rhumatisme, mais les douleurs de tête persistèrent; il vit alors son teint s'animer, sa figure devenir très-rouge et se couvrir de pustules qui acquirent la largeur d'un centime; ayant eu le malheur de perdre sa femme, ces divers accidents s'aggravèrent avec une nouvelle intensité, il fut atteint de migraines fréquentes, de gastralgie et de palpitations. Il eut recours à plusieurs médications; il alla prendre les eaux thermales de Baréges, mais son état n'en reçut aucune amélioration.

Après tous ces insuccès de traitement, il vint réclamer mes soins; je le soumis à l'action du médicament que j'emploie; deux heures après la première friction, il survint une forte stimulation; la peau s'anima, et, dans la soirée, il s'échappa de toutes les parties pourprées du visage une sérosité limpide, jaunâtre, excessivement abondante; les pustules se tuméfièrent et laissèrent s'échapper la même sérosité.

Les jours suivants, après chaque friction, les mêmes phénomènes se reproduisirent avec un degré plus élevé. La sérosité se dessécha au contact de l'air et forma sur toute la face un enduit brunâtre très-épais qui se détacha vers la fin du cinquième jour.

La semaine suivante, je fis de nouvelles frictions, qui donnèrent les mêmes résultats. Bientôt je remarquai que le volume des pustules diminuait sensiblement. A chaque friction, elles s'ouvrirent à leur sommet et toujours il en sortit une sérosité jaunâtre ; la marche fut constamment la même.

Les affaires de M. D.... le forçant à aller à sa fabrique fréquemment, il dut interrompre souvent le traitement. Je n'ai pu faire les frictions que tous les quinze jours. Les poussées sont devenues peu à peu moins abondantes, la peau présenta moins d'épaisseur, moins de rugosités, moins de rougeur, les pustules s'affaissèrent après chaque poussée et finirent par disparaître. Après six mois de soins, ce malade a été entièrement guéri ; les migraines, la gastralgie, les palpitations cédèrent complétement ; la figure a repris un aspect satisfaisant.

J'ai prescrit trois pilules par jour, une tisane amère et plusieurs purgatifs.

Cette guérison date de deux ans.

Obs. XI. — *Couperose érythémateuse. — Dilatation des veinules sous-cutanées de la face. — Palpitations. — Dysménorrhée. — Dyspepsie. — Guérison.*

Mme Mail...., rue de Rivoli, âgée de 40 ans, d'un tempérament lymphatico-nerveux, très-impressionnable, douée d'une imagination vive, se trouva placée, à 23 ans, à la tête d'une des plus grandes maisons de modes et de nouveautés de Paris. Pour conduire à bien son établissement, elle a dû travailler incessamment, passer les nuits, surveiller et diriger avec activité son nombreux personnel d'employés. Cette vie de fatigues a fini par amener un dérangement notable dans sa santé ; ses digestions ont été d'abord troublées, ses règles sont devenues irrégulières, elle éprouva de fréquentes palpitations. Bientôt elle vit son teint s'animer et sa figure se couvrir de rougeurs violacées, surtout sur les joues et les ailes du nez. Les accidents généraux persistant, ces rougeurs envahirent toute la face, et les veines sous-cutanées de la même région se dilatèrent d'une manière remarquable. C'est alors qu'elle eut recours aux soins éclairés de MM. les docteurs Chomel et Alquié ; malheureusement, ces soins furent sans résultat, et cet état fâcheux persista longues années.

Mme Mail…. était constamment souffrante, elle supportait péniblement la chaleur qui régnait dans ses ateliers. L'approche du feu l'incommodait beaucoup, elle n'allait jamais dans les salles de spectacle sans éprouver le plus grand malaise.

Ayant appris par un négociant qui venait dans son établissement que j'avais guéri Mme Frappier de Néris, dont j'ai rapporté l'observation dans ce mémoire, elle se décida à venir réclamer mes soins.

Dès les premières frictions sur les parties affectées, il survint une excitation très-vive ; une matière jaunâtre, épaisse et fort abondante couvrit promptement ces mêmes parties, puis il se forma une large croûte de couleur foncée, qui produisit par la dessiccation des écailles luisantes qui se détachèrent quelques jours après.

Les mêmes phénomènes se manifestèrent après chaque application du médicament, peu à peu les rougeurs violacées de la face diminuèrent et finirent par disparaître ; les veinules sous-cutanées, dilatées, perdirent de leur volume et revinrent à leur calibre normal ; les palpitations, la dyspepsie cédèrent et la menstruation devint régulière.

Quoique les occupations commerciales de la malade aient occasionné de fréquentes interruptions du traitement, la guérison complète a été néanmoins obtenue dans l'espace de cinq mois.

J'ai joint à la médication externe, deux pilules par jour, des amers, quelques purgatifs et des bains.

Cette guérison date de dix-huit mois.

Obs. XII. — *Couperose pustuleuse.* — *Pustules conoïdes à base large et dure.* — *Migraines.* — *Aménorrhée.* — *Douleurs d'estomac.* — *Anorexie.* — *Guérison.*

Mlle Catherine, dame de confiance chez M. Migeon, avoué, rue des Bons-Enfants, d'un tempérament sanguin, âgée de 44 ans, ayant été victime d'un vol important relativement à sa petite fortune, dans le moment où elle avait ses règles, eut une brusque suppression de l'écoulement du sang. Elle fut d'abord atteinte de migraines, de douleurs d'estomac, d'anorexie ; plus tard, des plaques rouges survinrent sur les joues, le nez et le menton. Puis la figure se couvrit de pus-

tules conoïdes à base large et dure : ces pustules s'animèrent fréquemment, s'ouvrirent et laissèrent s'échapper une sérosité jaunâtre
et visqueuse (lorsque quelques-unes guérissaient, elles étaient promptement remplacées par d'autres). Cet état dura plusieurs années ;
Mlle Catherine, qui était toujours souffrante, eut en vain recours à
une foule de médications. Enfin, elle vint me prier de lui donner
mes soins, malgré M. Migeon, qui ne croyait pas à la possibilité de la
guérison de cette maladie.

L'iodure de chlorure mercureux amena promptement la sortie par
les pustules d'une énorme quantité de cette même sérosité jaunâtre et
visqueuse. Il se forma de larges croûtes brunes qui se détachèrent
vers le cinquième jour.

Toutes les semaines je renouvelai l'application du topique, qui
amena les mêmes poussées, les mêmes résultats. Peu à peu les plaques
rouges de la face ont disparu, les pustules se sont affaissées et ont
également disparu; les migraines ont cédé, les règles sont revenues
aux époques ordinaires, et les fonctions digestives se sont rétablies.

J'ai associé au traitement externe 2 pilules par jour, des boissons
amères et des purgatifs.

Cette guérison, qui a été obtenue dans l'espace de deux mois et
demi, date de cinq ans.

La santé de Mlle Catherine est actuellement excellente, elle a pris
de l'embonpoint et de la fraîcheur; la peau de sa figure est unie et
très-blanche.

OBS. XIII. — *Couperose érythémateuse, pustuleuse.* — *Dyspepsie.* —
Sueurs nocturnes abondantes. — *Dysménorrhée.* — *Douleurs
utérines.* — *Guérison.*

Mme V......, d'Ivry, âgée de 28 ans, d'un tempérament sanguin,
ayant éprouvé, un jour où elle avait ses règles, une peur qui fit sur
elle une vive impression, et qui la rendit très-souffrante, vit tout à
coup sa santé se déranger, elle perdit l'appétit, puis survinrent des
sueurs nocturnes abondantes et des douleurs utérines très-vives qui
l'empêchèrent de vaquer à ses occupations. Les règles se montrèrent à
peine aux époques mensuelles. Bientôt sa figure devint rouge pourprée, avec apparition sur le nez, le front, les joues et le menton, de

pustules brunes à base élevée, qui s'ouvrirent de temps en temps pour laisser s'échapper une sérosité purulente de couleur noirâtre.

Elle eut recours à diverses médications, d'après les conseils de quelques médecins spéciaux; elle n'obtint aucun amendement. Sa santé s'altérant tous les jours plus gravement, désolée de cette triste situation, elle vint me consulter; je l'engageai à suivre le traitement par l'iodure de chlorure mercureux. Les premières applications amenèrent une exsudation très-abondante, venant de toutes les parties affectées. Bientôt une matière épaisse couvrit ces mêmes parties, forma une croûte qui devint dure et compacte en se desséchant; la chute de cette croûte n'eut lieu que dix jours après, contrairement à ce qui se passe d'habitude.

Je recommençai alors une nouvelle application, les mêmes phénomènes se manifestèrent; la poussée fut cependant moins abondante. Il en fut de même de plusieurs applications. La rougeur pourprée de la face persistant, les pustules ne diminuant pas de volume, leur coloration brune offrant toujours le même aspect, les sueurs revenant toutes les nuits, je me décidai alors, pour cette malade, à augmenter la dose du composé chimique; je la portai à 1 gr. 50 cent. pour 30 gr. d'axonge; j'ajoutai au traitement externe 4 pilules par jour, une tisane dépurative, et je prescrivis un purgatif tous les huit jours; je ne fis l'application du topique que tous les quinze jours.

Sous l'influence de cette nouvelle médication, les poussées se firent avec plus d'abondance, les douleurs utérines diminuèrent notablement, l'appétit devint meilleur, les aliments furent mieux digérés, et les sueurs nocturnes disparurent.

Après quelque temps de l'emploi du médicament, je constatai une grande diminution de la rougeur pourprée de la face, les pustules s'affaissèrent, et leur coloration brune fut beaucoup moins prononcée. Enfin, après six mois d'applications successives de l'iodure de chlorure mercureux porté à cette dose élevée, et après des poussées réitérées toutes les altérations organiques de la peau cédèrent, il ne resta plus de traces des pustules; les sueurs nocturnes et les douleurs utérines disparurent entièrement; l'écoulement menstruel devint plus abondant et eut lieu régulièrement; les fonctions de l'estomac se rétablirent. Aujourd'hui, la santé de Mme V...... est parfaite.

Cette guérison date de dix-huit mois.

Obs. XIV. — *Couperose érythémateuse, pustuleuse, héréditaire. — Dérangement des fonctions digestives. — Douleurs de tête constantes. — Dilatation des veinules sous-cutanées de la face. — Guérison.*

Mme Des....., âgée de 34 ans, d'un tempérament lymphatico-nerveux, très-impressionnable, m'a été adressée par M. le docteur Bousquet, directeur du service de la vaccine (Académie de Médecine), pour la soigner de sa couperose. Elle était toujours très-souffrante de douleurs de tête ; elle ne pouvait supporter l'approche du feu : elle était souvent indisposée lorsqu'elle allait au spectacle, dans les lieux où il y avait foule, et pendant les grandes chaleurs de l'été, ses fonctions digestives se faisaient ordinairement très-mal. Son père avait été lui-même très-couperosé, très-bourgeonné.

Quoique délicate, son enfance s'était passée sans maladie grave. C'est seulement à l'âge de 20 ans que son teint commença à s'animer et qu'elle vit d'abord sa figure se couvrir de plaques rouges violacées, puis de petites pustules qui s'enflammaient de temps en temps, s'ouvraient et donnaient un peu de suppuration. Les veinules sous-cutanées du nez et des joues se dilatèrent alors considérablement. Tous ces accidents résistèrent aux médications diverses employées pour les combattre.

Dès que j'eus soumis Mme Des..... à mon traitement, le médicament détermina promptement la sortie des pustules et de toutes les parties pourprées du visage, une sérosité limpide jaunâtre excessivement abondante ; cette sérosité s'écoula pendant plusieurs heures, puis, après la détente, ces mêmes parties furent couvertes d'un enduit brunâtre provenant de la sérosité desséchée. A chaque application du topique, les mêmes résultats se reproduisirent plus fortement. Lorsque j'eus fait la troisième friction, l'enduit était devenu très-épais. Je dus en attendre la chute pendant huit jours ; il finit cependant par se détacher complétement, sous forme d'écailles larges et luisantes. Les nouvelles applications du médicament n'eurent lieu que tous les quinze jours, et chaque fois, je pus observer les mêmes phénomènes.

Après un certain nombre de frictions, la sérosité jaunâtre devint de plus en plus consistante, et les croûtes qui survinrent par la dessiccation se détachèrent plus facilement et plus promptement.

Après chaque chute de ces croûtes, la peau présenta moins d'é-
paisseur, moins de rougeur ; bientôt les pustules commencèrent à
s'affaisser, et peu à peu les veinules dilatées reprirent leur calibre
normal.

Mme Des..... a été entièrement guérie dans l'espace de quatre mois
et demi ; les pustules, les rougeurs violacées ont disparu ; la peau est
redevenue unie, naturelle, et les traits du visage ont repris leur régularité ; les douleurs de tête et les divers accidents ont cédé ; les
fonctions digestives se sont rétablies ; aujourd'hui, la santé est parfaite. Au traitement externe, j'ai joint trois pilules par jour, une tisane amère et des purgatifs.

O_{BS}. XV. — Couperose érythémateuse, pustuleuse. — Pustules
nombreuses et petites. — Guérison.

M. Adolphe X...., avocat, âgé de 28 ans, d'un tempérament sanguin, fut sujet dans son enfance à de fréquentes épistaxis ; il eut une
rougeole qui rentra et détermina une congestion cérébrale à laquelle
il a failli succomber. A l'âge de 20 ans, à la suite de vives contrariétés,
il fut atteint de la danse de saint Guy ; il dut sa guérison aux bons
soins de M. le professeur Trousseau.

Les épistaxis si fréquentes disparurent complétement : mais bientôt M. Adolphe commença à voir sa figure se couvrir de plaques
rouges, surtout après ses repas (il dit qu'il avait comme un masque
d'un rouge violacé sur toute la face). Ces accidents persistèrent pendant huit ans. Dans l'été de 1855, il vit apparaître au milieu de ces
plaques, sur le front, le nez, les joues, à l'entour de la bouche, des
pustules très-petites, d'un rouge vif, qui s'exaltaient sous l'influence
de la chaleur du feu, de la température extérieure et de son travail
de cabinet. Il était souvent pris d'étourdissements.

L'application du médicament sur les parties affectées a eu pour
résultat de produire une excitation générale qui a amené, sur les
surfaces couperosées, l'excrétion d'une matière séreuse, abondante,
qui forma des croûtes par la dessiccation, puis sur les plaques rouges,
l'épiderme fut soulevé et se détacha, quatre jours après, en lames
minces et assez larges.

De nouvelles frictions ont été faites successivement, les mêmes
effets se sont constamment reproduits. L'excrétion de matière séreuse

a diminué chaque fois, et après quatre mois de traitement, M. Adolphe a eu le bonheur de voir disparaître les plaques rouges et les pustules ; les étourdissements ont également disparu, sa physionomie a repris son type normal. Comme je le fais toujours, j'ai joint au traitement externe les pilules, les boissons dépuratives et quelques purgatifs.

M. Adolphe X.... est fils d'un de nos médecins distingués, dont les travaux ont été couronnés par l'Académie.

Je me suis borné à ces quinze observations ; j'aurais pu en citer un plus grand nombre, n'ayant pas eu un seul insuccès. Il est actuellement bien évident que la guérison de toutes les variétés de la couperose est assurée, à l'avenir, avec le sel de M. Boutigny (d'Évreux), depuis les modifications qu'il a apportées à son *modus faciendi* pour la préparation de ce composé chimique.

Loin de moi, cependant, la pensée de vouloir en faire une panacée pour la cure de toutes les dermatoses, de toutes les maladies, comme on l'a fait d'autre part. Toutefois, je dois répéter à l'Académie que j'ai obtenu, par son emploi, la guérison de deux goîtres (ainsi qu'elle pourra le voir dans deux observations), la résolution de quelques adénites cervicales, et la prompte disparition des plaques couleur de bronze qui accompagnent la grossesse des femmes, et qui persistent souvent si longtemps sur leur figure après l'accouchement.

Voilà les nouveaux résultats dus à l'iodure de chlorure mercureux modifié. S'ils méritent de fixer l'attention bienveillante de l'Académie, je lui demande de vouloir bien renvoyer ce mémoire à la Commission des prix Montyon, en faisant à M. Boutigny (d'Évreux) la part qui lui est due pour cette découverte.

Paris. — Imprimerie de W. REMQUET et cie, rue Garancière, n. 5.

www.ingramcontent.com/pod-product-compliance
Ingram Content Group UK Ltd.
Pitfield, Milton Keynes, MK11 3LW, UK
UKHW022342170726
13837UKWH00005BA/2364